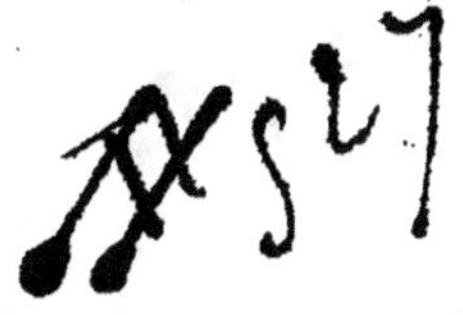

NOUVELLES EXPÉRIENCES

DU Dr REYBARD,

SUR

LES PLAIES INTESTINALES.

ANALYSE ET ANNOTATION,

PAR LE Dr PAUL BRUN.

On a beaucoup écrit sur le traitement chirurgical des plaies intestinales ; on a proposé et tour à tour préconisé un grand nombre de procédés dans le but de remédier, ou plutôt de s'opposer aux graves accidents qui résultent de ces lésions. Nous n'avons point à rapporter ici et à discuter les opinions diverses qui ont été émises sur ce point important de pathologie chirurgicale. Nous ne pensons pas qu'il soit possible aujourd'hui d'admettre, avec Jonh Bell et Scarpa, que la suture doit être rejettée dans tous les cas. Nous croyons que la nécessité de la suture dans la plupart des cas est un fait acquis à la science, et que la discussion ne peut plus porter que

1

sur le meilleur mode opératoire à employer pour réta-
blir la continuité du tube intestinal.

Dans tous les procédés à l'aide desquels on se propose de suturer l'intestin, deux méthodes principales
sont mises en usage. Dans la méthode dite ancienne, les
lèvres de la plaie sont soutenues au moyen de la suture
par divers procédés dans lesquels on retient les fils dans
la plaie du ventre pour les retirer quelques jours
après l'opération. Dans la méthode nouvelle à laquelle M. Jobert a attaché son nom, on cherche à obtenir la réunion en mettant en contact une surface séreuse avec une autre surface séreuse. — La supériorité
d'une de ces méthodes sur l'autre ne nous paraît pas
suffisamment établie, malgré la faveur avec laquelle ont
été accueillis, dans ces dernières années, les travaux de
M. Jobert; et nous croyons, avec M. Vidal de Cossis,
que les chirurgiens modernes n'ont pas toujours appré-
cié à leurs justes valeurs les avantages de la méthode
ancienne.

Parmi les chirurgiens qui se sont occupés du traitement des plaies intestinales, M. Reybard s'est fait connaître par des travaux très-estimés. Dans ces derniers
temps il s'est livré, sur les animaux vivants, à de nouvelles recherches et a fait une série d'expériences aux-
quelles nous avons assisté et dont les résultats nous pa-
raissent mériter d'autant mieux les honneurs de la publicité, qu'elles ont été faites dans le but d'éclairer un
point encore controversé de la pathologie externe et par
un homme fort honorablement connu dans la science.

Le docteur Reybard a publié en 1829, dans le *Journal
complémentaire du Dictionnaire des Sciences médicales*,

un mémoire sur les plaies des intestins , dans lequel il propose de réunir la solution de continuité par la suture à surjet et d'après un procédé qui lui est propre. En parcourant les principaux traités de chirurgie et de médecine opératoire qui ont été publiés dans ces dernières années , nous avons vainement cherché l'exposé des opinions émises dans ce travail , opinions que viennent encore confirmer les dernières expériences faites par le docteur Reybard.

Avant la publication de ce mémoire et de celui des *Anus contre nature* , qui a été inséré il y a quelques années dans la *Gazette medicale* , M. Reybard avait déjà fait en 1822 et 23 , sur les animaux vivants , quelques expériences dans le but de comparer avec les sutures anciennes un nouveau procédé qu'il avait appliqué avec succès à la guérison d'une large plaie faite à l'intestin grêle sur un malade nommé Misan et actuellement existant. Dans ce procédé, qui est décrit dans tous les traités modernes de chirurgie et de médecine opératoire, on introduit dans l'intestin une petite plaque de bois destinée à fermer la plaie en appliquant et en fixant ses lèvres contre les parois abdominales au moyen d'une anse de fil dans laquelle cette plaque est suspendue. Les auteurs qui ont décrit ce procédé, ne disent point ou ne savent point qu'il a été appliqué sur l'homme, et ont été ainsi conduits à douter de son utilité pratique. Quoi qu'il en soit, son auteur a cru devoir l'abandonner, persuadé , d'après ses nouvelles expériences , qu'on pouvait employer un procédé beaucoup plus sûr dans ses applications et dans ses résultats.

M. Reybard s'est assuré expérimentalement que, dans

les cas où il y a division complète du canal intestinal, l'invagination est un procédé vicieux qu'il a cherché à remplacer par un autre qui consiste à tirer les bouts d'intestin dans la plaie du ventre, à fendre, avec l'enterotome dont il est l'inventeur, les parois de ces organes au point de leur contact et après avoir ainsi rétabli par côté la continuité du canal alimentaire, à détruire l'anus anormal en faisant cicatriser la plaie de l'abdomen sur les bouts d'intestin qui y adhèrent.

Après la publication du mémoire dont il a été question, M. Jobert de Lamballe fit insérer dans plusieurs journaux la description d'un nouveau procédé de réunion des plaies intestinales et vint encore augmenter le nombre de ceux déjà connus. Le grand nombre des sutures, la variété et la multiplicité des procédés opératoires pour atteindre le même but, paraissant à M. Reybard un inconvénient plutôt qu'une ressource, il sentit qu'il devenait urgent, pour être fixé sur le choix d'une bonne méthode, de faire un travail spécial sur la réunion des plaies intestinales, et il prit, dès ce moment, la résolution de continuer ses expériences. Il crut encore devoir suivre la voie de l'expérimentation comme étant la seule qui pût lui permettre de comparer entre eux un nombre de faits suffisants; il s'est donc borné à expérimenter, et, après de nombreuses opérations, il est enfin parvenu, en démontrant l'insuffisance et les dangers des divers modes de réunion des plaies intestinales, à s'assurer qu'on pouvait tous les remplacer par une suture déjà connue, la suture à surjet, mais modifiée de telle façon, que s'il ne peut pas s'en attribuer la découverte, il lui est certainement permis de revendi-

quer l'honneur de l'avoir appliquée le premier, non-seu-
seulement à la réunion immédiate des plaies intestinales,
mais encore à [la réunion immédiate des solutions de
continuité dans lesquelles l'intestin est entièrement divisé en travers et qui sont même accompagnées d'une
perte de substance.

Les expériences de M. Reybard ont mis hors de doute
un fait important et qui jusqu'ici lui avait été inconnu ,
savoir, qu'il est possible de traiter les solutions de continuité complète de l'intestin comme on traite une plaie
simple de cet organe. Avant ces expériences on ne con-
naissait aucune suture applicable à la réunion des bouts
de l'intestin divisé; on avait recours , dans ces cas , à
l'invagination , méthode qui , malgré le grand nombre de
partisans qu'elle a rencontré , n'offre que des chances
bien incertaines de succès.

Dans les plaies longitudinales ou transversales de l'intestin , lorsque les bords de la solution de continuité ne
sont pas exactement rapprochés , la réunion n'est jamais
immédiate ; la cicatrice est constituée par une espèce de
fausse membrane qui , s'étendant d'une lèvre de la plaie
à l'autre, vient s'ajouter aux parois de l'intestin, ou bien
la plaie est fermée à l'aide des adhérences que les bords
contractent avec les parties voisines.

Par la suture à surjet on obtient , au contraire , la
réunion immédiate de toutes les solutions de continuité
du tube digestif ; une sécrétion de lymphe plastique pro-
venant des bords eux-mêmes de la plaie , produit une
cicatrice qui a d'autant moins de largeur que la suture
a été plus exacte.

Tous les chirurgiens connaissent la suture à surjet et

savent la pratiquer ; aucun n'ignore qu'elle a été aban-
donnée et , entre toutes , considérée comme la plus vi-
cieuse en raison de la difficulté qu'on éprouvait à retirer
les fils à l'aide desquels elle a été exécutée. C'est cependant cette suture que le docteur Reybard applique au
nouveau mode opératoire qu'il propose pour obtenir la
réunion des plaies intestinales et au moyen de laquelle il
obtient la cicatrisation directe et immédiate de leurs
bords.

Pour appliquer avec succès la suture à surjet à la
réunion des plaies simples de l'intestin ou des bouts de
cet organe complètement divisé par une plaie tranver-
sale, le manuel opératoire employé et conseillé par
M. Reybard , est le suivant : 1° faire usage d'une ai-
guille fine enfilée d'un fil simple de soie; 2° les lèvres de
la plaie étant tenues rapprochées , les traverser toutes
deux à la fois à 2 ou 3 millimètres des bords ; 8° arrêter le fil au commencement et à la fin de la suture et
avoir soin , en le nouant , de comprendre une très fai-
ble partie des lèvres de la plaie dans une anse de fil sur
laquelle le nœud sera serré ; 4° multiplier les points de
suture, les placer à environ 3 millimètres de distance
les uns des autres ; 5° serrer fortement les points de
suture et ne comprendre dans les anses qu'une très petite étendue des lèvres de la plaie , afin que celles-ci
étant plutôt coupées, les fils se détachent plus vite ;
6° couper le fil le plus près possible des bords suturés
afin de faciliter son départ dans l'intestin.

On peut aussi , sans inconvénient , engager dans l'intestin les fils avec lesquels on fait la ligature des vais-

seaux mésentériques ; ils sont également entraînés au-
dehors avec les matières fécales.

Personne à notre connaissance, avant M. Reybard,
n'a proposé d'appliquer à la réunion de toutes les espè-
ces de solution de continuité intestinale la suture à surjet d'après le procédé qui vient d'être décrit. Lorsqu'il
publia en 1830 , son travail dans le *Journal complémentaire des Sciences médicales* , il ne possédait encore que
des faits tirés des expériences nombreuses et diverses
qu'il avait pratiquées sur les animaux. Bien que l'analogie de structure et de fonctions permit , en quelque
sorte , de compter sur l'analogie des résultats, il était
cependant nécessaire , pour établir la supériorité du
nouveau procédé , que l'application en fut faite sur
l'homme. Il y a quelques années , un malade, portant
une tumeur dans la fosse iliaque gauche , réclama les
soins de M. Reybard. La lésion consistait en un carci-
nome de l's du colon , une perte de substance fut faite à
cette portion du tube digestif; les bouts d'intestins furent
réunis d'après le procédé que nous avons fait connaître,
et la parfaite guérison du malade est venue confirmer ce
qui n'était encore qu'à l'état de prévision.

Cette observation , que M. Reybard se propose de
faire connaître dans tous ses détails , nous parait devoir fixer au plus haut degré l'attention des chirurgiens;
il l'aurait publiée depuis long-temps dans les journaux
de médecine, s'il n'avait tenu, pour lui donner plus
d'authenticité, à en faire la lecture devant l'Académie
de médecine et s'il avait obtenu de cette société savante
en 1837 , le tour de faveur qu'elle ne lui a accordé
qu'en février 1843. Comme l'opération était grave et

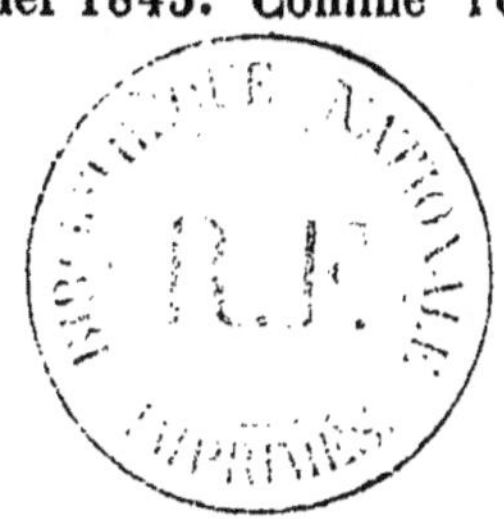

que son succès reposait en même temps sur une méthode nouvelle de réunion des plaies intestinales , l'Académie a bien voulu , sur la demande qui lui en fut faite, l'autoriser à répéter ses expériences devant une commission spéciale composée de MM. Jobert , Blandin et Bérard.

Persuadé qu'on ne saurait donner trop de publicité à une méthode opératoire qui a pour but de remédier à des accidents aussi graves que ceux qui résultent des plaies intestinales , surtout lorsqu'on se croit autorisé à considérer cette méthode comme supérieure à toutes celles qui ont été proposées pour remplir la même indication, M. Reybard a répété il y a quelques mois ses expériences sur les animaux en présence de MM. Bonnet , Pétrequin , Genson et Rey , professeur à l'Ecole vétérinaire de Lyon ; il a bien voulu nous tenir au courant de ses travaux et nous associer à quelques-unes de ses recherches ; et en donnant ici une analyse succincte de ses expériences , nous ne faisons qu'aider à leur donner une publicité à laquelle elles peuvent justement prétendre.

Toutes ces expériences ont été faites sur des chiens ; chez tous , l'opérateur tirait une anse intestinale hors de la cavité abdominale par une ouverture pratiquée sur la ligne blanche et à laquelle il donnait 4 à 5 centimètres d'étendue.

PREMIÈRE EXPÉRIÉNCE.

Section et ablation d'une anse intestinale d'environ 9 centimètres de longueur. — Trois ligatures sont placées pour arrêter l'hémorrhagie;leurs chefs sont engagés dans l'intestin où ils sont libres et flottants. — Les deux bouts d'intestin sont réunis par une suture à surjet. — Rétablissement de la continuité du canal alimentaire. — Guérison complète. — L'animal a été sacrifié à dessein au bout de deux mois.

Autopsie. — Il est presque impossible de reconnaître , au premier abord , dans quel point de la continuité du tube digestif l'opération a été pratiquée. — L'intestin qui a été suturé ne présente rien de parttculier ni dans la forme ni dans la couleur; il est libre de toute adhérence et ne tient à l'épiploon que par un de ses côtés et dans une très petite étendue. — A sa surface interne le point où s'est effectuée la réunion des deux bouts d'intestin est marqué par un sillon transversal dont le fond est constitué par le tissu de la cicatrice; la largeur de ce sillon n'est pas égale dans toute sa longueur ; elle varie depuis 1 jusqu'à 4 millimètres; cette cicatrice est blanche, mince et solide; elle est douce au toucher et paraît recouverte d'une membrane villeuse, tenue. M. Pétrequin constate , à l'aide de la loupe , son existence comme membrane de nouvelle formation qui paraît se continuer avec la muqueuse intestinale des bords de la plaie, qui s'en distingue par sa plus grande épaisseur et sa couleur plus foncée. L'existence de cette portion de muqueuse de nouvelle formation et qui semble protéger la cicatrice, n'avait point encore été constatée par le docteur Reybard. La formation est-elle constante ?

DEUXIÈME EXPÉRIENCE.

L'opération est pratiquée comme dans la précédente , avec cette différence que les bouts d'intestin sont ajustés avec plus de précision ; les points de suture sont plus multipliés et plus serrés ; en conséquence la réunion doit être plus immédiate , la cicatrice plus étroite.

Autopsie cinq jours après l'opération. — L'intestin adhère de toutes parts avec les parties environnantes et dans une grande étendue par l'intermédiaire de la matière plastique déjà passée à l'état de fausse membrane. Cette fausse membrane offre peu de cohésion et se laisse facilement déchirer ; ce qui permet d'isoler l'intestin. Une couche mince pseudo-membraneuse entoure et unit comme une virole les deux bouts d'intestin et recouvre la suture dans toute son étendue. Sur la surface externe de cette membrane s'observent de petites raies blanches qui correspondent aux spirales de la suture et qui sont autant de petits conduits qui transportent le pus dans la cavité intestinale. A la surface interne de l'intestin , la section est indiquée par un sillon très étroit au fond duquel on voit à peine le tissu de la cicatrice ; toute la réunion est immédiate. Cette réunion paraît s'être opérée dans une grande étendue entre toutes les tuniques de l'intestin , c'est-à-dire , qu'elle s'est faite en même temps entre les tuniques séreuses , musculeuses et muqueuses de l'organe.

TROISIÈME EXPÉRIENCE.

L'opération est pratiquée sur une chienne dans l'état de gestation. — Une première ouverture faite à la paroi abdominale, ne peut livrer passage à l'intestin, la présence de l'utérus dilaté s'y oppose. Une seconde est pratiquée plus près de l'épigastre. L'animal meurt dans les 24 heures d'hémorrhagie et d'épanchement de sang dans la cavité abdominale.

QUATRIÈME EXPÉRIENCE.

Deux plaies longitudinales de 4 centimètres d'étendue sont faites à l'intestin grêle à une distance de 2 à 3 décimètres l'une de l'autre. — Suture à surjet à points très rapprochés et très serrés. — Guérison.

Autopsie 5 jours après l'opération. — L'intestin adhère antérieurement avec les parties environnantes comme dans la deuxième expérience. Après l'avoir isolé on voit encore le fil de la suture contourné en spirale sur les bords de la plaie à peu près aussi régulièrement qu'au moment de l'opération. — A la surface interne de l'intestin le sillon transversal qui correspond à la plaie est très étroit ; on voit, en écartant ses bords, la muqueuse d'un côté se continuer dans plusieurs points avec celle du côté opposé ; de telle sorte que toutes les membranes de l'intestin ont contribué à la formation d'une réunion qui est aussi immédiate que possible.

Avant ses dernières expériences, le docteur Reybard n'avait jamais observé une réunion aussi complète ; il ne croyait pas même à sa possibilité ; aussi avait-il annoncé qu'elle ne s'opérait qu'entre les tuniques séreuses et musculeuses des deux bords de la plaie. Pour que la réunion immédiate ait lieu entre toutes les membranes de l'intestin, il faut que les bords de la plaie soient exactement affrontés et que les points de suture soient eux-mêmes très rapprochés et très serrés.

Les trois premières expériences ont été faites dans le but de démontrer qu'on pouvait remplacer l'invagination par la suture simple et directe des bouts d'intestin et que cette opération, qui réussissait toujours sur les animaux devait lui être préférée ; elles démontrent aussi, ainsi que l'expérience quatrième, que par cette suture on obtient une réunion immédiate à la formation de laquelle ne s'oppose jamais la présence du fil contourné en spirale sur les lèvres de la plaie.

CINQUIÈME EXPÉRIENCE.

Plaie longitudinale de 3 centimètres, réunie par la méthode

de M. Jobert, en renversant les deux bords en-dedans pour mettre les séreuses en contact. — Les bords sont maintenus ainsi renversés par quatre points de suture isolés dont les chefs réunis sont retenus dans la plaie abdominale pour être retirés du 7me au 8me jour. — L'anse intestinale est réduite ; l'animal arrache avec les dents les fils de la suture le 4me jour après l'opération. — Guérison.

Autopsie le 14me jour. — L'anse intestinale sur laquelle la suture a été pratiquée est adhérente dans toute sa circonférence et dans une étendue de 5 à 6 centimètres avec les p rties environnantes. — Les pseudo-membranes qui unissent ces parties, quoique organisées, peuvent être facilement déchirées sans altérer les tissus sur lesquels elles sont déposées. — Le calibre de l'intestin est visiblement plus grand au-dessus qu'au-dessous de la plaie. Dans le point qui correspond à la plaie l'intestin est dur et comme étranglé et son calibre est diminué de près des deux tiers. — La muqueuse ne paraît pas se continuer sur les bords de la division qui font saillie dans la cavité intestinale.

M. Reybard a pu se convaincre par cette expérience que l'exécution du procédé de M. Jobert offre beaucoup de difficulté à cause de la tendance au renversement en dehors des bords de la plaie, de l'épaisseur et de la force de contractilité de la tunique musculaire chez les chiens; ce qui ajoute singulièrement à la difficulté et à la longueur des manœuvres opératoires. Pour affronter les surfaces péritoniales on est obligé de renverser en dedans une grande étendue de parois de l'intestin, ce qui rétrécit considérablement son calibre. — La cavité de l'intestin n'est pas seulement rétrécie par le renversement de ses parois, elle l'est encore par la double saillie des bords de la plaie dont l'épaisseur doit encore augmenter par la phlogose. Il est vrai de dire que le gonflement inflammatoire n'apporte qu'un obstacle momentané au cours des matières.

Mais il ne faut pas perdre de vue que ce gonflement existe précisément à l'époque ou l'entérite rend leur libre écoulement plus nécessaire. — On comprend que, dans les plaies transversales réunies par le procédé de M. Jobert, la cavité intestinale doit être encore plus obstruée par le renversement en dedans des bords de la plaie.

Comparée à la méthode employée dans les précédentes expériences ; celle de M. Jobert est d'une exécution beaucoup plus difficile et elle a le grand inconvénient de rétrécir considérablement le calibre de l'intestin ; d'un autre côté, elle n'offre ni plus de promptitude ni plus de sécurité dans la réunion de la solution de continuité.

SIXIÈME EXPÉRIENCE.

Plaie longitudinale de 3 centimètres de longueur. — Emploi du procédé indiqué et décrit dans tous les auteurs modernes et que le docteur Reybard a publié en 1822. Les bords de la plaie sont réunis sur une petite plaque de bois introduite dans la cavité de l'intestin ; à l'aide de cette plaque, à laquelle est fixée une anse de fil, la plaie est maintenue appliquée contre les parois abdominales- — L'animal meurt le 3me jour d'une entérite gangreneuse compliquée de péritonite. — Il n'y eut point d'épanchement dans le ventre, quoique les bords de la plaie ne fussent pas réunis aux parois abdominales et que, depuis 24 heures, la plaque eût cessé de les maintenir rapprochés de ces parois, les fils à l'aide desquels elle était fixée extérieurement, ayant été coupés.

Le docteur Reybard, qui nous avait annoncé que l'animal succomberait à un épanchement de matières fécales, fait observer très-judicieusement qu'il n'était point étonnant que, dans ce cas, son pronostic ne se fût pas complètement réalisé, ce qu'il a attribué à l'intensité de l'inflammation qui a dû nécessairement empêcher les mouvements péristaltiques et s'opposer ainsi à la progression des matières.

Dans cette dernière expérience, le docteur Reybard a, comme nous l'avons dit, employé un procédé qu'il avait préconisé dans son premier mémoire, mais que, dans la suite, il crut devoir rejetter, comme on le voit dans son mémoire publié en 1830, dans le *Journal complémentaire du Dictionnaire des Sciences médicales.*

Nous avons dit qu'il avait employé ce procédé nonseulement dans ses expériences sur les animaux, mais que même dans un cas où il en fit l'application sur l'homme, il amena une guérison prompte et durable. — Malgré ses avantages apparents, le docteur Reybard est le premier à en démontrer les inconvénients, et l'expérience que nous venons de rapporter ne fait qu'ajouter à sa conviction. — Il nous semble qu'on ne saurait trop approuver la bonne foi et les efforts avec lesquels un homme, dans l'intérêt de la science, cherche à détruire son propre ouvrage.

Plusieurs autres expériences que nous ne décrivons point, ont encore été faites dans le but d'étudier le mécanisme de la réunion et le mode de cicatrisation des plaies intestinales; de savoir quelle est de la lymphe sécrétée par les séreuses ou de la lymphe sécrétée par les bords mêmes de la plaie, celle qui concourre le plus à la composition de la cicatrice. — Nous savons que M. Reybard se propose de donner lui-même sur ce sujet une analyse détaillée de ses recherches. En voici provisoirement un exposé sommaire : — Les surfaces péritonéales qui avoisinent la plaie produisent une lymphe plastique qui enveloppe les points de suture et fait adhérer l'intestin opéré dans les parties environnantes dans une étendue plus ou moins grande. — Au bout de quelques jours, cette lymphe passe à l'état de pseudo-membrane organisée, au moyen de laquelle toutes les parties ambiantes adhèrent au pourtour de la plaie et forment une masse résistante qui protége le travail de la cicatrisation proprement dite. Les anses de fil provoquent autour d'elles une inflammation ulcérative qui les détache peu à peu et facilite leur départ dans la cavité intestinale en même temps que le produit purulent de l'inflammation s'écoule dans cette cavité et tend à les entraîner avec lui. La muqueuse est peu à peu divisée par le fil en autant de petites fentes qu'il y a de points de suture, ces fentes deviennent de moins en moins profondes et apparentes; les ligatures, placées sur les vaisseaux mésentériques sont entraînées dans la cavité de l'intestin, surtout si on a eu soin d'y engager un des chefs qui lui sert de conducteur (expérience 1 et 2).—Le tissu de cicatrice interposé entre les lèvres de la plaie intestinale s'organise de plus en plus. — Les pseudo-membranes sécrétées par les surfaces séreuses ambiantes, devenues inutiles, sont peu à peu absorbées et jouent ainsi relativement aux solutions de continuité intestinales le même rôle que la virole du cal provisoire dans les fractures. A la longue les adhérences disparaissent et l'intestin redevient libre, et il est quelquefois très difficile de reconnaître le lien où la suture a été appliquée. A l'intérieur la cicatrice apparait sous la forme d'une rainure à bords saillants. Jusqu'à ces dernières expériences le docteur Reybard croyait qu'au niveau de ce sillon il y avait interruption de la muqueuse qui s'arrêtait ainsi sur ses deux bords. Nous avons dit qu'à ce sujet ses opinions avaient été modifiées et qu'aujourd'hui il admet que la muqueuse participe à la cicatrisation comme les autres membranes de l'intestin toutes les fois que la réunion est immédiate.